RAPPORT

concernant les analyses microbiologiques du pouvoir désinfectant des systèmes de MM. HERMITE *et* HOWATSON, *faites au nom de la Commission de l'Exposition Internationale d'Hygiène de Boulogne-s/Mer*

PAR LE DR A. BILLET

MÉDECIN-MAJOR DE 2e CLASSE,

DOCTEUR ÈS-SCIENCES NATURELLES, LAURÉAT

DE L'INSTITUT

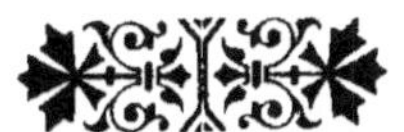

BOULOGNE-SUR-MER

SOCIÉTÉ TYPOGRAPHIQUE ET LITHOGRAPHIQUE, RUE ADOLPHE THIERS, 35-37

Administrateur : A. BARET

1894

BOULOGNE-SUR-MER, le 12 Septembre 1894.

RAPPORT

concernant les analyses microbiologiques du pouvoir désinfectant des systèmes de MM. Hermite et Howatson, faites au nom de la Commission de l'Exposition Internationale d'Hygiène de Boulogne-sur-Mer,

Par le Dr A. BILLET

MÉDECIN-MAJOR DE 2e CLASSE,

DOCTEUR ÈS-SCIENCES NATURELLES, LAURÉAT DE L'INSTITUT.

I. — Procédé de M. HERMITE

Les analyses et expériences que j'ai été chargé d'entreprendre, au nom de la Commission de l'Exposition, ont porté sur les points suivants :

A. *Valeur antiseptique de l'eau de mer électrolysée, d'après le procédé de M. Hermite ;*

B. *Stabilité de ce pouvoir antiseptique ;*

C. *Analyse microbiologique de l'eau électrolysée après son action sur les matières fécales, à sa sortie du siphon dilueur ;*

D. *Pouvoir désodorisant, dissolvant et décolorant de l'eau de mer électrolysée.*

A. Valeur antiseptique de l'eau de mer électrolysée.

J'ai essayé le pouvoir antiseptique de l'eau électrolysée aux trois titres suivants : à 1, à 0,7 et à 0,5 pour 1.000.

J'ai déterminé l'action antiseptique de ces trois solutions :

1° Sur des cultures pures de différents microbes,
2° Sur des matières fécales diluées avec de l'urine,
3° Sur la partie centrale de matières fécales dures,
4° Sur l'eau d'égout.

1° Action antiseptique de l'eau électrolysée sur les cultures pures de microbes.

J'ai expérimenté le pouvoir antiseptique de l'eau électrolysée sur quatre microbes différents : deux microbes aérobies et dépourvus de spores, le *Bacille d'Eberth* et le *Bacille du colon* ; un microbe aérobie et pourvu de spores, le *Bacillus subtilis* (1), et enfin un microbe anaérobie et pourvu de spores, le *Vibrion septique.* J'ai choisi ces quatre espèces de microorganismes, en raison de leur grande résistance aux agents antiseptiques et aussi en raison de l'intérêt qu'ils présentent pour l'hygiéniste.

J'ai fait des expériences comparatives : d'une part, avec des cultures en bouillon peptonisé très diluées, et d'autre part, avec des cultures sur tranches de pomme de terre délayées dans l'eau stérilisée.

Dans le premier cas, on mélangeait 1 centimètre cube de culture en bouillon peptonisé avec 1 centimètre cube de l'eau électrolysée à 1, à 0,7 et à 0,5 p. °/₀₀. On laissait l'action de l'antiseptique se produire pendant un laps de temps variable, au bout duquel on prélevait, à l'aide d'un fil de platine stérilisé et replié en *anse* à son extrémité, une parcelle du mélange qu'on ensemençait ensuite dans des tubes à essais renfermant 10 ᶜᶜ de bouillon peptonisé et stérilisé.

Dans le second cas, on mélangeait une partie de culture obtenue sur tranches de pommes de terre dans de l'eau

---

(1) Le *Bacillus subtilis* a été choisi à défaut de cultures fraîches et pourvues de spores du *Bacille du charbon*, auquel il est comparable d'ailleurs pour la vitalité, le développement et la résistance aux agents antiseptiques.

stérilisée, de façon à ce que le liquide devînt légèrement trouble. A 1 centimètre cube de cette dilution, on mêlait 1 centimètre cube de l'eau électrolysée, aux trois titres précités, et, au bout d'un laps de temps variable, on prélevait, comme dans le cas précédent, une parcelle de ce mélange pour l'ensemencer dans du bouillon peptonisé. Dans les deux cas, les tubes ensemencés étaient placés à l'étuve à 35° C., et laissés en cet état pendant une durée de 8 à 10 jours.

Dans chaque expérience, on a ensemencé un tube témoin avec une parcelle de la culture dans l'eau stérilisée du microbe correspondant mélangée à une très faible quantité de l'antiseptique.

Les résultats sont exposés ci-après dans les **tableaux nos 1 et 2** :

Le tableau n° 1 donne les résultats des expériences concernant l'action antiseptique de l'eau de mer électrolysée, à volumes égaux, sur les cultures du **Bacille d'Eberth**, du **Bacille du colon**, du **Bacillus subtilis**, et du **Vibrion septique** (1), *en bouillon peptonisé* (2).

Les expériences commencées du 28 août au 2 septembre, sont terminées du 6 au 8 septembre (3).

Le tableau n° 2 donne les résultats des expériences concernant l'action antiseptique de l'eau de mer électrolysée, à volumes égaux, sur les cultures des mêmes microbes, *diluées dans l'eau stérilisée*.

Les expériences commencées du 1er au 2 septembre, sont terminées du 9 au 10 septembre.

---

(1) Les cultures du *Vibrion septique* ont été faites en bouillon peptonisé et gélatiné (10 p. °/₀ de gélatine) et obtenues dans le vide à l'aide de la trompe à eau.

(2) Notre bouillon peptonisé contenait pour toutes les expériences : eau, 1000 gr. ; peptone, 20 gr. ; glycérine neutre, 10 gr. ; phosphate de potasse, une pincée.

(3) Dans tous nos tableaux :

le signe + indique que le liquide ensemencé est resté fertile ;
le signe — » » » est devenu stérile ;
le signe ·· » qu'il n'y a pas eu d'expérience.

TABLEAU N° 1

DURÉE DE L'ACTION DE L'EAU DE MER ÉLECTROLISÉE *sur cultures microbiennes en bouillon peptonisé* (colonnes 2 à 45 : minutes ; colonnes 1 à 72 : heures)

DÉSIGNATION DES MICROBES MIS EN EXPÉRIENCE	TITRE DES SOLUTIONS	2	5	10	20	30	45	1	2	5	6	24	48	72
B. d'Eberth. Dilution contenont 10.250.000 germes par c.c.	à 1 p. °/oo	−	−	−	−	−	−	−	−	−	−	:	:	:
	à 0,7 p. °/oo	+	+	+	+	−	−	−	−	−	−	:	:	:
	à 0,5 p. °/oo	+	+	+	+	+	+	+	−	−	−	:	:	:
	Tube témoin	+												
B. du colon. Dilution contenant 12.360.000 germes par c.c.	à 1 p. °/oo	−	−	−	−	−	−	−	−	−	−	:	:	:
	à 0,7 p. °/oo	+	+	+	+	−	−	−	−	−	−	:	:	:
	à 0,5 p. °/oo	+	+	+	+	+	+	+	−	−	−	:	:	:
	Tube témoin	+												
B. subtilis. Dilution contenant 8.750.000 germes par c.c.	à 1 p. °/oo	:	:	+	+	+	:	+	+	+	−	−	−	−
	à 0,7 p. °/oo	:	:	+	+	+	:	+	+	+	−	−	−	−
	à 0,5 p. °/oo	:	:	+	+	+	:	+	+	+	+	+	−	−
	Tube témoin	+												
Vibrion septique. Dilution contenant 9.200.000 germes par c.c.	à 1 p. °/oo	:	:	+	+	+	:	+	−	−	−	−	−	−
	à 0,7 p. °/oo	:	:	+	+	+	:	+	−	−	−	−	−	−
	à 0,5 p. °/oo	:	:	+	:	+	:	+	+	+	+	+	+	+
	Tube témoin	+												

TABLEAU N° 2

DÉSIGNATION DES MICROBES MIS EN EXPÉRIENCE	TITRE DES SOLUTIONS	DURÉE DE L'ACTION DE L'EAU DE MER ÉLECTROLYSÉE sur cultures microbiennes diluées dans l'eau stérilisée											
		minutes						heures					
		2	5	10	20	30	45	1	2	3	5	6	24
B. d'Eberth. Dilution renfermant 7.350.000 germes par c.c.	à 1 p. °/oo	−	−	−	−	−	−	−	··	··	··	··	··
	à 0.7 p. °/oo	−	−	−	−	−	−	−	··	··	··	··	··
	à 0.5 p. °/oo	+	+	+	−	−	−	−	··	··	··	··	··
	Tube témoin	+											
B. du colon. Dilution renfermant 9.825.000 germes par c.c.	à 1 p. °/oo	−	−	−	−	−	−	−	··	··	··	··	··
	à 0.7 p. °/oo	−	−	−	−	−	−	−	··	··	··	··	··
	à 0.5 p. °/oo	+	−	−	−	−	−	−	··	··	··	··	··
	Tube témoin	+											
B. subtilis. Dilution renfermant 2.500.000 germes par c.c.	à 1 p. °/oo	+	+	+	+	−	−	−	−	−	−	−	−
	à 0.7 p. °/oo	+	+	+	+	−	−	−	−	−	−	−	−
	à 0.5 p. °/oo	+	+	+	+	+	+	−	−	−	−	−	−
	Tube témoin	+											
Vibrion septique. Dilution renfermant 5.000.000 germes par c.c.	à 1 p. °/oo	+	+	+	+	−	−	−	−	−	−	−	−
	à 0.7 p. °/oo	+	+	+	+	+	−	−	−	−	−	−	−
	à 0.5 p. °/oo	+	+	+	+	+	+	+	−	−	−	−	−
	Tube témoin	+											

1re Conclusion. — Les cultures des microbes suivants, *en bouillon peptonisé,* sont tuées par l'eau de mer électrolysée et à volumes égaux, dans les conditions suivantes :

avec la solution à 1 p. °/₀₀
- le *B. d'Eberth,*
- le *B. du colon,* } en 2 minutes ;
- le *B. subtilis,* en 6 heures ;
- le *Vibrion septique,* en 2 heures.

avec la solution à 0,7 p. °/₀₀
- le *B. d'Eberth,*
- le *B. du colon,* } en 30 minutes ;
- le *B. subtilis,* en 6 heures ;
- le *Vibrion septique,* en 2 heures.

avec la solution à 0,5 p. °/₀₀
- le *B. d'Eberth,*
- le *B. du colon,* } en 2 heures ;
- le *B. subtilis,* en 48 heures ;
- le *Vibrion septique,* après 72 h^{res}.

Les cultures des mêmes microbes, *diluées dans l'eau stérilisée,* sont tuées par l'eau de mer électrolysée, et à volumes égaux, dans les conditions suivantes :

avec la solution à 1 p. °/₀₀
- le *B. d'Eberth,*
- le *B. du colon,* } en 2 minutes ;
- le *B. subtilis,*
- le *Vibrion septique,* } en 30 minutes ;

avec la solution à 7 p. °/₀₀
- le *B. d'Eberth,*
- le *B. du colon,* } en 2 minutes ;
- le *B. subtilis,* en 30 minutes ;
- le *Vibrion septique,* en 45 minutes ;

avec la solution à 0,5 p. °/₀₀
- le *B. d'Eberth,* en 20 minutes ;
- le *B. du colon,* en 5 minutes ;
- le *B. subtilis,* en 1 heure ;
- le *Vibrion septique,* en 2 heures.

Comme on le voit, les résultats diffèrent notablement, suivant que l'on agit sur des cultures diluées dans de l'eau stérilisée ou dans du bouillon. L'action antiseptique de l'eau électrolysée se fait sentir avec intensité dans le premier cas, et avec moins de force dans le second, surtout vis-à-vis des microbes pourvus de spores. Il est vrai que le premier cas se présente le plus fréquemment dans les

circonstances où l'on est appelé à employer le système de
M. Hermite. La différence d'action tient probablement
à ce fait qui a déjà été constaté pour le sublimé corrosif
en particulier. Ce sel perd en effet une grande partie de
ses propriétés antiseptiques en présence des matières
albuminoïdes, et Laplace le premier, a observé que ce fait
était du à la formation d'un précipité albumineux de
mercure qui protégeait, pour ainsi dire, les microbes
contre l'action du sublimé.

Une autre constatation résulte des expériences précé-
dentes : c'est la valeur antiseptique à peu près égale des
solutions à 1 et à 0,7 p. %, au moins en présence des
cultures de microbes aérobies dépourvus de spores.

Enfin, on remarquera que dans ces expériences, on a
calculé la quantité *minima* d'eau de mer électrolysée
nécessaire et suffisante pour stériliser les cultures microbiennes en un *minimum* de temps donné, soit deux
minutes, c'est-à-dire presque instantanément. Pour les
microbes *aérobies dépourvus de spores*, cette stérilisation s'obtient, pour ainsi dire, immédiatement. Il est vrai
qu'on n'a opéré que sur des cultures du *Bacille d'Eberth* et
du *B. du colon*. Mais ces microbes, comme je l'ai déjà dit,
sont des plus résistants. Il y a donc tout lieu de penser
que les autres microbes aérobies, dans les mêmes conditions, se comporteraient de même. Quant aux microbes
aérobies et *anaérobies pourvus de spores*, on a vu que
cette stérilisation, même dans le cas de cultures diluées
dans l'eau stérilisée, ne s'obtenait pour le *B. subtilis* et le
Vibrion septique qu'au bout de 30 à 45 minutes, avec la
solution à 1 ou à 0,7 p. %, et de 1 à 2 heures pour les
mêmes microbes avec la solution à 0,5 p. %. J'ai pensé
qu'il serait utile de rechercher la quantité de solution à
1 p. % suffisante et nécessaire pour stériliser les mêmes
cultures dans le *minimum* de temps possible, soit en 2
minutes. **Le tableau n° 3**, donne les résultats de ces expériences :

TABLEAU N° 3

DÉSIGNATION DES MICROBES MIS EN EXPÉRIENCE	PROPORTION du mélange d'eau électrolysée et de culture	DURÉE DE L'ACTION DE L'EAU DE MER ÉLECTROLYSÉE						
		2	5	10	20	30	45	60
		minutes						
B. subtilis	1/3	+	+	+	—	—	—	—
Vibrion septique		+	+	+	+	—	—	—
B. subtilis	1/5	—	—	—	—	—	—	—
Vibrion septique		—	—	—	—	—	—	—
B. subtilis	1/10	—	—	—	—	—	—	—
Vibrion septique		—	—	—	—	—	—	—

Pour obtenir la stérilisation d'une culture de *B. subtilis* et de *Vibrion septique* diluée dans de l'eau stérilisée, et en 2 minutes, il suffit donc d'ajouter à cette culture 5 *fois* son volume d'eau de mer électrolysée à 1 p. °/₀₀.

2° Action antiseptique de l'eau de mer électrolysée sur les matières fécales diluées avec l'urine.

Pour se rapprocher le plus possible des conditions naturelles, on a mélangé 150 grammes de matières fécales (poids moyen d'une selle) avec 1500 grammes d'urine (poids moyen de la quantité d'urine excrétée en 24 heures par un adulte). Le mélange est opéré aussi intimement que possible.

Au bout d'une demi-heure de trituration et de macération, on ajoute à une même quantité de ce mélange des quantités plus ou moins grandes d'eau de mer électrolysée aux trois titres de 1, de 0,7 et de 0,5 p. °/₀₀. Après un laps de temps variable, on ensemence une parcelle de ce liquide dans des tubes à essais renfermant du bouillon peptonisé. **Le tableau n° 4**, donne les résultats de ces expériences, commencées le 31 août et terminées le 6 septembre. J'ajoute que le nombre de germes contenus dans le mélange de matières fécales et d'urine, est, au début des expériences, de 21.250.000 par c.c.

TABLEAU N° 4

PROPORTION DU MÉLANGE D'URINE ET DE MATIÈRES FÉCALES AVEC L'EAU ÉLECTROLYSÉE	TITRE DES SOLUTIONS	DURÉE DE L'ACTION DE L'EAU DE MEÉ ÉLECTROLISÉE					
		2	5	10	20	30	45
		minutes					
Volumes égaux	à 1 p. °/₀₀..	—	—	—	—	—	—
	à 0,7 p. °/₀₀..	—	—	—	—	—	—
	à 0,5 p. °/₀₀..	—	—	—	—	—	—
à 1/5	1 1 p. °/₀₀..	—	—	—	—	—	—
	à 0,7 p. °/₀₀..	—	—	—	—	—	—
	à 0,5 p. °/₀₀..	—	—	—	—	—	—
à 1/10.........	à 1 p. °/₀₀..	—	—	—	—	—	—
	à 0,7 p. °/₀₀..	—	—	—	—	—	—
	à 0,5 p. °/₀₀..	—	—	—	—	—	—

2e Conclusion. — *L'eau de mer électrolysée stérilise en deux minutes, et à volumes égaux, la quantité de matières fécales liquides et d'urine évacuée par un adulte en 24 heures.*

3° Action antiseptique de l'eau de mer électrolysée sur la partie centrale des matières fécales dures.

Une parcelle de matières fécales dures pesant environ 1 gramme, est placée dans des *matras* stérilisés contenant différentes quantités d'eau de mer électrolysée aux trois titres de 1, de 0,7, et de 0,5 p. °/₀₀. Au bout d'un laps de temps variable, on ensemence une partie de matières fécales prise à leur centre, à l'aide d'un fil de platine, dans des tubes à essais contenant du bouillon peptonisé et placés à l'étuve à 35° C.

Le tableau n° 5 donne les résultats de ces expériences commencées le 30 août et terminées le 6 septembre.

TABLEAU Nº 5

TITRE DES SOLUTIONS	QUANTITÉ de la solution électrolysée agissant sur 1 gr. de matières fécales dures	DURÉE de l'action de l'eau de mer électrolysée		
		½ h.	1 h.	2 h.
à 1 p. %₀₀	20 cc.	+	+	+
	50	+	+	+
	60	+	+	+
	80	+	+	+
	100	+	+	+
à 0,7 p. %₀₀	50 cc.	+	+	+
	60	+	+	+
	80	+	+	+
	100	+	+	+
à 0,5 p. %₀₀	60 cc.	+	+	+
	80	+	+	+
	100	+	+	+

3ᵉ Conclusion. — *L'eau de mer électrolysée, à quelque litre et en quelque proportion qu'on l'emploie, ne stérilise pas le centre des matières fécales dures, même après deux heures de contact.*

4º Action antiseptique de l'eau de mer électrolysée sur l'eau d'égout.

On mélange, à volumes égaux, de l'eau d'égout à de l'eau de mer électrolysée à 0,5 p. %₀₀ et on fait agir la solution antiseptique pendant une durée de 2, 5, 10, 20, 30, 60 minutes. Après chacun de ces laps de temps, on fait des ensemencements dans des tubes à essais renfermant du bouillon peptonisé. L'eau d'égout qui a servi à ces expériences contenait 5.250.000 germes aérobies par c.c.

RÉSULTAT. — Au bout de huit jours de culture à 35º c., tous les tubes de bouillon étaient encore aussi clairs que le premier jour.

5ᵉ Conclusion.—*L'eau d'égout est stérilisée, à volumes égaux, et en deux minutes, par l'eau de mer électrolysée, même à 0,5 p.°/₀₀.*

B. — Stabilité du pouvoir antiseptique de l'eau de mer électrolysée.

On prend volumes égaux d'eau de mer électrolysée à 1 p. °/₀₀ qui a été exposée à la lumière pendant une première période de 4 jours, puis de 8 jours. On essaie son action antiseptique dans ces deux conditions sur des cultures du *Bacille du colon* et du *Bacillus subtilis* diluées dans l'eau stérilisée.

Le tableau nᵒ 6 donne les résultats de ces expériences commencées le 4 septembre et terminées le 10 septembre, Le titre de la solution vérifiée à chacune des époques indiquées accuse toujours et sensiblement le titre primitif de 1 p. °/₀₀.

TABLEAU Nᵒ 6

DÉSIGNATION des microbes mis en expérienée	DURÉE de l'exposition de l'eau électrolysée à la lumière	DURÉE de l'action de l'eau électrolysée						
		2	5	10	20	30	45	60
		minutes						
B. du colon	4 jours	—	—	—	—	—	—	—
	8 jours	—	—	—	—	—	—	—
B. subtilis	4 jours	+	+	+	+	—	—	—
	8 jours	+	+	+	+	—	—	—

Les résultats sont identiques à ceux qu'on avait obtenus avec la solution d'eau électrolysée à 1 p. °/₀₀ fraîche, consignés au tableau nᵒ 2.

5ᵉ Conclusion. — *Au bout de huit jours, l'eau de mer électrolysée à 1 p. °/ₒₒ a encore conservé son pouvoir antiseptique du premier jour.*

C. — Analyse microbiologique de l'eau de mer électrolysée à sa sortie du siphon dilueur.

Un échantillon de cette eau électrolysée, de teinte opalescente et d'odeur franchement chlorée, est ensemencée à la dose de 1, 2, 5, 10 et 20 gouttes dans des tubes à essais contenant 10 c c. de bouillon peptonisé.

Au bout de huit jours d'incubation à 35° C. aucun des tubes en expérience ne présente de trouble apparent.

6ᵉ Conclusion. — *L'eau électrolysée à sa sortie du siphon dilueur, c'est-à-dire après avoir lavé les matières fécales retenues dans ce siphon, est stérile.*

D. — Pouvoir désodorisant, dissolvant et décolorant de l'eau de mer électrolysée.

Cette triple action a été expérimentée sur l'eau de mer électrolysée aux trois titres de 1, de 0,7 et de 0,5 p. °/ₒₒ et en quantités variables, renfermant 1 gramme de matières fécales dures.

Les résulats de ces expériences relevés au bout de huit jours. sont consignés dans le **tableau n° 7**.

TABLEAU N° 7

TITRE DES SOLUTIONS	QUANTITÉ D'EAU ÉLECTROLYSÉE EN ACTION SUR 1 gr. DE MATIÈRES FÉCALES DURES	DÉSODORISATION	DÉSAGRÉGATION	DÉCOLORATION
à 1 p. °/₀₀	20 c.c.	Odeur fécale encore légèrement perceptible.	Encore de gros grumeaux de matières non désagrégées.	Teinte brun foncé.
	50 c.c.	Odeur fécale disparue, odeur chlorée prononcée.	id.	Teinte brun clair.
	100 c.c.	id.	Encore de petits grumeaux qui se dissocient par agitation du liquide.	Teinte brun clair.
	150 c.c.	Odeur fécale disparue en quelques instants.	Désagrégation presque complète.	Teinte opalescente.
à 0,7 p. °/₀₀	20 c.c.	Odeur fécale nettement perceptible.	Gros grumeaux non désagrégés.	Teinte brun foncé.
	50 c.c.	Odeur fécale disparue en 5 minutes, odeur chlorée accentuée.	Grumeaux encore assez volumineux non désagrégés.	Teinte brun assez foncé.
à 0,5 p. °/₀₀	50 c.c.	Odeur fécale légèrement perceptible.	Très gros grumeaux non désagrégés.	Teinte brun très foncé.
	60 c.c.	Odeur fécale nulle, disparue au bout de 10 minutes.	Gros grumeaux non encore désagrégés.	Teinte brun clair.
	100 c.c.	Odeur fécale nulle.	Gros grumeaux non désagrégés.	Teinte brun très clair.

7° Conclusion. — *La désodorisation des matières fécales se fait rapidement.* — Elle est *presque instantanée* dans une certaine quantité de la solution à 1 p. °/₀₀ (1 gramme de matières fécales pour 150 c.c. de solution) : Avec la solution à 0,7 p. °/₀₀, elle est complète en 5 minutes, quand on fait agir 50 c.c. de la solution sur la même quantité de 1 gramme de matières. Enfin, avec la solution à 0,5 p. °/₀₀, on arrive au même résultat au bout de 10 minutes en faisant agir 60 c.c. sur 1 gramme de matières.

La désagrégation n'est complète, et au bout de huit jours, que dans la proportion de 150 c.c. de solution à 1 p. °/₀₀ sur 1 gramme de matières fécales dures

En aucun cas, la décoloration n'est entière. — Même avec de fortes proportions de la solution à 1 p. °/₀₀ (150 c.c. pour 1 gramme de matières), l'eau électrolysée qui a lavé des matières fécales conserve une teinte plus ou moins opalescente ou laiteuse.

Considérations générales.

I. — L'eau de mer électrolysée, d'après le procédé de M. HERMITE, possède des propriétés microbicides remarquables, qui la rangent définitivement *parmi les agents antiseptiques les plus actifs.*

Les solutions les plus énergiques et dont l'usage doit être conseillé pour assurer la désinfection et la stérilisation des germes les plus virulents, sont les solutions à 1 et à 0,7 p. °/₀₀.

Avec ces solutions, *la stérilisation des germes aérobies et dépourvus de spores est, pour ainsi dire, instantanée,* avec une quantité relativement faible de l'antiseptique (volumes égaux d'eau électrolysée et de la solution chargée de germes).

Quant aux germes aérobies et anaérobies pourvus de spores, pour les détruire rapidement, il est nécessaire d'employer *un volume d'eau électrolysée 5 fois plus considérable* que celui du liquide à désinfecter (1).

---

(1) Nous ajoutons cette restriction importante, que le liquide à désinfecter ne doit pas être trop chargé de matières albuminoïdes, dont la présence retarde notablement l'action de l'antiseptique.

La solution à 0,5 p. %₀ possède encore des qualités antiseptiques puissantes. Mais, en raison de sa lenteur d'action sur les germes anaérobies, il est préférable de ne pas l'employer pour la désinfection de l'eau des égouts et des matières fécales.

II. — Ainsi qu'il était facile de le prévoir a *priori*, et comme l'ont déjà constaté les expériences instituées précédemment aux nôtres, l'eau de mer électrolysée *ne stérilise pas le centre des matières fécales dures.*

D'ailleurs, à part quelques gaz et essences volatiles, aucun antiseptique liquide connu ne réalise ce but.

Il est donc indispensable que les matières fécales et autres substances demi-solides soumises à l'action désinfectante de l'eau de mer électrolysée, ne puissent pénétrer dans la canalisation des égouts avant d'avoir été préalablement soumises à une désagrégation aussi complète que possible, permettant à l'action antiseptique de se manifester.

C'est, du reste, le problème que s'est proposé de résoudre M. HERMITE, en plaçant, à la sortie des latrines d'une maison ou d'un quartier, un siphon dilueur dans lequel les matières fécales sont, pour ainsi dire, brassées, et ne peuvent passer dans la canalisation générale que lorsqu'elles ont été réduites en particules impalpables assurant leur stérilisation au contact de l'eau électrolysée.

Dans ces conditions, le but proposé semble être atteint, puisque l'eau électrolysée qui sort du siphon dilueur est dépourvue de germes et ne contient pas de particules solides en suspension.

Toutefois, en raison du temps assez considérable nécessaire pour assurer la désagrégation de matières fécales (j'ai constaté qu'il fallait pour atteindre ce résultat une moyenne de huit jours, en employant de l'eau électrolysée à 1 p. %₀ dans la proportion de 150 c.c. pour 1 gramme de matières fécales dures), il semble que des expériences sérieuses devraient être instituées pour bien affirmer la puissance de désagrégation de ces siphons dilueurs, qui, je le répète, tels qu'ils fonctionnent, paraissent être suffisants.

III. — *Le pouvoir désodorisant* de l'eau de mer électrolysée se manifeste *très rapidement*. Il est, pour ainsi dire, *instantané*, avec la solution à 1 p. %₀ dans des proportions convenables (150 c.c. sur 1 gr. de matières fécales dures). Même avec la solution à 0,5 p. %₀, ce résultat est obtenu en dix minutes, dans la proportion de 60 c.c. sur 1 gr. de matières fécales dures.

L'eau électrolysée qui a désinfecté les matières fécales possède une odeur chlorée très accentuée qui subsiste très longtemps, et qui d'ailleurs n'est pas désagréable.

IV. *La décoloration* des matières fécales et de l'urine se produit fort lentement, *et n'est jamais complète*, puisque, même avec la solution à 1 p. %₀ et en forte proportion (150 c. c. sur 1 gr. de matières fécales dures), la teinte de la solution, au bout de 8 jours, est encore opalescente et presque laiteuse.

Dans le cas de rejet de l'eau d'égoût désinfectée par le procédé de M. Hermite, dans une rivière, un canal ou l'eau d'un port, cette teinte spéciale de l'eau électrolysée, après la désinfection des matières fécales, pourrait avoir un certain inconvénient, surtout aujourd'hui où l'on peut exiger que l'eau versée dans les cours d'eau soit claire et limpide. Il serait alors nécessaire, avant de rejeter l'eau en dehors de la canalisation, de placer, à la sortie des collecteurs, de vastes surfaces filtrantes pour assurer sa clarification et sa limpidité parfaites.

II. — Procédé de M. HOWATSON

J'ai procédé à l'analyse microbiologique :

1° De l'eau d'égoût destinée à être désinfectée et clarifiée par ce procédé ;

2° De la même eau après sa désinfection au contact de la préparation dite " *fer ozone* " ;

3° De l'eau filtrée, après son passage à travers la substance dite " *polarite* ".

1° *Analyse microbiologique de l'eau d'égoût à désinfecter et à clarifier.*

Cette eau contient 5,250,000 germes aérobies par c. c.

La numération des colonies développées sur les plaques de gélatine a été faite 8 jours après l'ensemencement.

2° *Analyse microbiologique de la même eau, au sortir du « fer ozone. »*

Cette eau contient 812.500 germes aérobies par c.c. Elle est encore légèrement trouble.

La numération des colonies a été faite 8 jours après l'ensemencement.

3° *Analyse microbiologique de la même eau après sa filtration à travers la « polarite. »*

Cette eau contient 42.000 germes aérobies par cc. La numération a été faite 8 jours après l'ensemencement.

Elle est parfaitemnt claire et limpide (1).

CONCLUSIONS. — Le procédé de désinfection des eaux d'égout de M. HOWATSON, se recommande par ses propriétés de désinfection assez grandes et *ses propriétés filtrantes remarquables, non seulement au point de vue de sa clarté et de sa limpidité, mais encore de sa teneur en microbes relativement faible.*

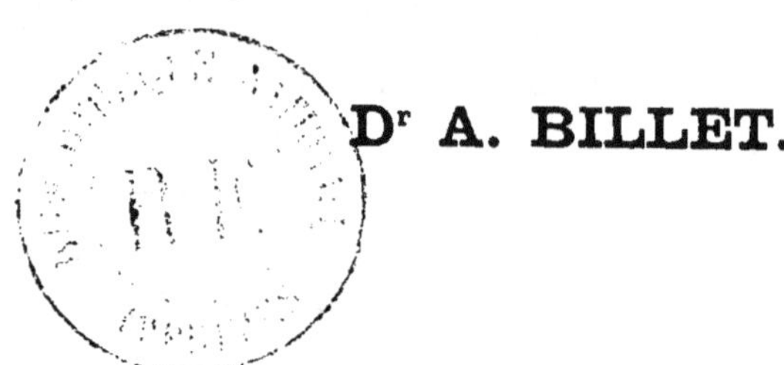

Dr A. BILLET.

---

(1) Ajoutons que, au moment de nos expériences, la quantité d'eau filtrée par le procédé de M. HOWATSON était de 9,500 litres par 24 heures et par mètre carré de surface.

Boulogne-sur-Mer. — Société Typo-Litho.